BEI GRIN MACHT SICH IHR WISSEN BEZAHLT

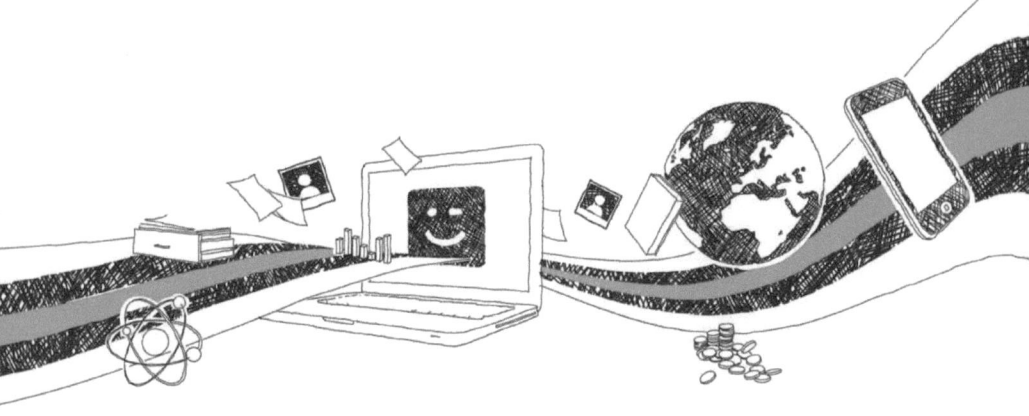

- Wir veröffentlichen Ihre Hausarbeit,
  Bachelor- und Masterarbeit

- Ihr eigenes eBook und Buch -
  weltweit in allen wichtigen Shops

- Verdienen Sie an jedem Verkauf

**Jetzt bei www.GRIN.com hochladen
und kostenlos publizieren**

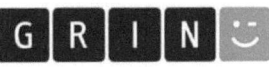

Thomas Hering

Der Settings-Ansatz der Gesundheitsförderung am Beispiel Kindergarten

GRIN Verlag

Bibliografische Information der Deutschen Nationalbibliothek:

Die Deutsche Bibliothek verzeichnet diese Publikation in der Deutschen National-bibliografie; detaillierte bibliografische Daten sind im Internet über http://dnb.d-nb.de/ abrufbar.

Impressum:

Copyright © 2002 GRIN Verlag GmbH
Druck und Bindung: Books on Demand GmbH, Norderstedt Germany
ISBN: 978-3-640-55913-8

GRIN - Your knowledge has value

Der GRIN Verlag publiziert seit 1998 wissenschaftliche Arbeiten von Studenten, Hochschullehrern und anderen Akademikern als eBook und gedrucktes Buch. Die Verlagswebsite www.grin.com ist die ideale Plattform zur Veröffentlichung von Hausarbeiten, Abschlussarbeiten, wissenschaftlichen Aufsätzen, Dissertationen und Fachbüchern.

Besuchen Sie uns im Internet:

http://www.grin.com/

http://www.facebook.com/grincom

http://www.twitter.com/grin_com

Inhaltsverzeichnis

Zusammenfassung.

Der Settingsansatz der Gesundheitsförderung ist eine Methode der Gesundheitsförderung, nach der sämtliche Interventionen nicht nur auf Einzelindividuen abzielen, sondern auf Individuen in Settings. Mit der Definition von einzelnen Settings wird die alleinige Fokussierung auf „die Kinder", die Jugendlichen", „alte Menschen", „Raucher" als Zielgruppe verlassen und ein Raum definiert, in der sich Menschen üblicherweise aufhalten. Das können entsprechend der WHO – Konzeption Schulen, Betriebe, Städte usw. sein, aber auch kleinräumige Bereiche wie „die Familie", „der Verein" usw. Der Vorteil liegt dabei insbesondere darin, dass Menschen über die Identifikation mit den Werten ihres Settings leichter erreichbar sind, wenn bestimmte Strategien der Gesundheitsförderung in die „Philosophie" des Settings integriert werden. Als gutes Mittel, Gesundheitsförderung in Settings durchzuführen, stellte sich Projektarbeit heraus.

Auch Kindertagesstätten werden auch in Deutschland zunehmend Handlungsfelder der Gesundheitsförderung. Nach dem Settingsansatz sind davon Kinder, Mitarbeiter und Eltern direkte Adressaten und im Rahmen der Netzwerkbildung im nächsten Schritt auch der Stadtteil usw. Im Rahmen dieser Arbeit wird eine theoretische Einführung in den Settingsansatz der Gesundheitsförderung gegeben, über die Methodik seiner Durchführung im Rahmen von Projekten und es werden Projekte vorgestellt, die nach dem Settingsansatz der Gesundheitsförderung durchgeführt wurden und werden.

1. Der Settingansatz in der Gesundheitsförderung

1.1 Einleitung/ Begriffsbestimmung

Unter dem Begriff Setting wird ein soziales System verstanden, in dem verschiedene relevante Umwelteinflüsse auf eine bestimmte Personengruppe (die Mitglieder des Settings) wirken. Ergänzend beinhaltet die Betrachtung von Umwelten als Settings die Chance, Einfluss auf die relevanten Umwelten nehmen zu können, sie im Fokus Gesundheit, so zu gestalten, dass sie den Mitgliedern des Settings Gesundheit ermöglichen (Grossmann, Scala, 1999). Eine weitere Möglichkeit den Begriff des Setting zu definieren, leitet sich aus seiner wörtlichen Übersetzung ab. Danach ist ein Setting ein Rahmen oder Schauplatz. Gesundheitsfördernde Maßnahmen nach dem Settings – Ansatz sind danach auf Lebensbereiche, auf die Schauplätze des Zusammenlebens ausgerichtet, in denen Menschen die meiste Zeit verbringen und die durch ihre Struktur die Gesundheit von Menschen am meisten beeinflussen (WHO, 1997). Der Fokus des Settings – Ansatzes liegt auf den Rahmenbedingungen unter denen Menschen leben, lernen, arbeiten und konsumieren. Maßnahmen und Interventionen richten sich damit nicht allein an homogene Zielgruppen („alte Menschen", „Kinder", „Jugendliche") und ihre spezifischen (Gesundheits)Probleme, vielmehr wirken sie auf die jeweiligen Lebensräume (Settings) in denen unterschiedliche soziale Gruppen leben können.

Im Rahmen der Gesundheitsförderung wird der Begriff „Setting" jedoch nicht allein zur räumlichen Abgrenzung gebraucht, mit ihm wird vielmehr eine soziale Einheit bezeichnet, die sich besonders gut für Interventionen eignet (Grossmann, Scala, 1994). Solche Settings sind in erster Linie Kommunen, Schulen, Betriebe und Krankenhäuser, also Settings in denen ein großer Querschnitt der Bevölkerung erreicht wird. Bei der Planung und Gestaltung gesundheitsfördernder Interventionen im Rahmen des Settingsansatzes, werden solche Settings stärker differenziert, so dass im Rahmen eines „Gesunde Stadt" – Projekts weitere Settings definiert werden können. Das können z.B. Stadtteile, kommunale Einrichtungen (Eigenbetriebe, Dezernate) oder Kindergärten, in denen Maßnahmen nach dem Settings – Ansatz der Gesundheitsförderung geplant werden können.

1.2 Entwicklung des Settings - Ansatzes

Methoden und Maßnahmen wie Gesundheitsförderung, Gesundheitsbildung oder Gesundheitserziehung in Settings haben bereits eine längere Tradition. So wurden Krankenhäuser, Schulen oder Betriebe schon lange als Einzugsbereiche gesehen um auf bestimmte Zielgruppen mit einem spezifischen Problembesatz einzuwirken. Im Unterschied zum Settings – Ansatz konnten hier allenfalls Verhaltensmodifikationen der einzelnen Zielgruppenmitglieder erhofft werden. Jedoch waren die durch Gesundheitsbildung oder Gesundheitserziehung erreichten Änderungen des Gesundheitsverhaltens oft nicht weitreichend genug, zu wenig nachhaltig und es konnten nicht alle Mitglieder der Zielgruppe dauerhaft erreicht werden. (Baric, Conrad, 1999, Brösskamp – Stone u.a. 1998). Mit dem Konzept "Settings" als einem Organisationssystem ergeben sich neue Möglichkeiten gesundheitsfördernder Aktivitäten. Theoretische Grundlage dieses Konzepts bildet die Organisationsentwicklung, in deren Rahmen Gesundheitsförderung geplant, durchgeführt und evaluiert werden muss.

1.2.1 Einfluss von Organisationen und Organisationsentwicklung

Im Alltag der Menschen bilden Organisationen sehr relevante, einflussreiche Umwelten. Sämtliche Aktivitäten von Menschen finden in der heutigen Realität in komplexen Konstrukten statt. Durch unsere täglichen Aktivitäten gestalten wir unsere Lebenswelten, Verhältnisse unserer Lebenswelten beeinflussen uns, stellen Ressourcen und Gefahren dar, fördern die Gesundheit oder machen krank, verdienen unseren Schutz und können unseren Erfordernissen entsprechend verändert werden. Interaktionen in und zwischen Staaten, Kommunen, Betrieben, Krankenhäusern, ebenso wie Familien und weiteren Anteilen unseres sozialen, personalen und gesellschaftlichen Umfelds unterliegen einem mehr oder weniger starkem Organisationsgrad. Für die verschiedenen Problemlagen haben sich spezialisierte Organisationen herausgebildet, für die Lösung komplexer Probleme bilden sich Netzwerke verschiedener Organisationen. Als Organisation wird „...*eine bewusst koordinierte soziale Einheit, mit relativ klar abgrenzbaren Zugehörigkeiten, die auf einer relativ kontinuierlichen Basis zur Erreichung eines order mehrerer Ziele arbeitet*" bezeichnet (Robbins, 1990). Es haben sich für die unterschiedlichen Anforderungen unserer komplexen Welt, „Leistungserbringer" also spezielle Organisationen für die bestimmte Aufgaben entwickelt. Eine Organisation ist dabei ein Gefüge sozialer Stellungen und Rollen. Organisationen nehmen entsprechend ihres Leistungsspektrums und ihrer Aufgaben einen bestimmten Ausschnitt der Wirklichkeit war. Die Realität außerhalb ihres Leistungsspektrums existiert grob gesagt für eine Organisation nicht (Grossmann, Scala, 1994). Für die Gesundheit von Menschen haben Organisationen insofern eine große Bedeutung, in dem sie durch ihre Struktur und interne Kommunikation den Interaktionsrahmen von Menschen (Organisationsmitgliedern) bilden also Einfluss auf sie haben.

Eine bedeutungsvoller Aspekt, für die Intervention in Organisationen, betrifft die Kommunikation in Organisationen als soziale Systeme. Innerhalb von sozialen Systemen interagieren oft schwer durchschaubare soziale Strukturen, die untereinander ähnlich einem Netz verflochten sind mit den physischen Gegebenheiten der Organisation. Berührungspunkte sozialer Strukturen sind die Knotenpunkte dieses Netzes. Veränderungen in einem Knoten haben Auswirkungen auf das gesamte Netzwerk. Verändert sich das Verhalten eines Mitglieds dieses Netzes, hat das Auswirkungen auf die gesamte Organisation, Veränderungen des natürlichen Umfeldes wirken sich auf die einzelnen Mitglieder aus. Neuere soziologische Erkenntnisse stellen heraus, dass wenn sie von Mitgliedern eines sozialen Systems reden, nicht die Menschen als solche, sondern Kommunikationsmuster die von Organisationsmitgliedern ausgehen meinen (u.a. Luhmann, 1984). Jedes System hat spezifische Muster, bestimmte Regeln, nach denen Kommunikation stattfindet. Familien kommunizieren direkt, Face to Face, die Kommunikation in höheren Organisationsgraden findet nicht mehr unbedingt direkt zwischen Sender und Empfängerstatt, sondern folgt einem entsprechenden „Dienstweg" jedoch noch verbal. Kommunikation in der Wirtschaft erfolgt über Geldtransfers, Rechnungen, also nonverbal. Systeminterne Regeln legen fest, für welche Inputs ein System offen ist, zum Schutz und zur Sicherstellung ihrer Aufgaben werden von solchen Regeln abweichende Inputs ignoriert (Grossmann, Scala, 1994).

Organisationen sind zwar autonome Einheiten, die relativ unabhängig voneinander agieren, gleichzeitig sind sie mit anderen durch enge sehr sensible Anschlusspunkte verknüpft (Abb. 1).

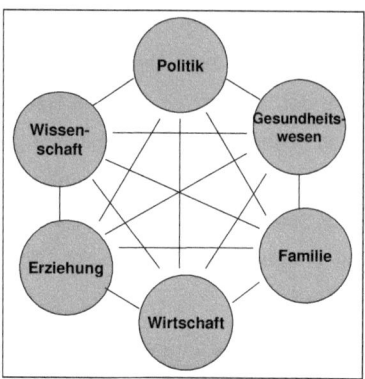

Abb.1:   Abhängigkeit zwischen Organisationen (aus Grossmann, Scala, 1994)

Ausgehend von diesen Überlegungen werden Veränderungen in Organisationen nicht nur über Verhaltensmodifikationen ihrer Mitglieder sondern in bedeutendem Maß über die Veränderung der Kommunikationsstrukturen innerhalb der Organisation erreicht, die natürlich Verhaltensänderungen bewirken und diese voraussetzen.

Gesundheitsförderung durch Organisationsentwicklung – Organisationsentwicklung durch Gesundheitsförderung?

Der Einfluss von Organisationen auf ihre Mitglieder wurde in den vorangegangenen Ausführungen deutlich. Gesundheitsbezogene Interventionen in Organisationen durch Organisationsentwicklung müssen jedoch berücksichtigen, dass die meisten Organisationen Gesundheit nicht thematisieren. Gesundheit ist nicht ihr Aufgabengebiet, der Gesundheitszustand ihrer Mitglieder wirkt sich jedoch stark auf das Funktionieren einer Organisation aus. Auch über diese Erkenntnis hält Gesundheitsförderung Einzug in viele Organisationen. Ziel von Gesundheitsförderung durch Organisationsentwicklung ist, Organisationen um die Dimension Gesundheit zu erweitern. Erfolge im Rahmen betrieblicher Gesundheitsförderung zeigen, wie günstig sich diese Dimension auf die Organisationskultur und den Organisationserfolg auswirken. Projekte im Rahmen der Gesundheitsförderung durch Organisationsentwicklung und nach dem Settings – Ansatz der Gesundheitsförderung (z.B. Betriebliche Gesundheitsförderung, Gesunde Städte – Projekte) sind seit Mitte der 80er Jahre Kernstrategien der WHO. Grundlagendokument wurde die Ottawa Charter zur Gesundheitsförderung (WHO - Euro, 1986). Die meisten Organisationen Für eine Organisation Aufbauend auf den Erfahrungen im Bereich Organisationsentwicklung, ist der Settings – Ansatz seit 1985 eine Kernstrategie verschiedener WHO – Programme zur Gesundheitsförderung.

1.2.2 Bis zur Ottawa Charter zur Gesundheitsförderung – Kerndokument für des Settings – Ansatz der Gesundheitsförderung

Die Weltgesundheitsorganisation (WHO) ist eine Sonderorganisation der Vereinten Nationen, die sich in erster Linie mit internationalen Gesundheitsfragen und der öffentlichen Gesundheit befasst. Über diese 1948 gegründete Organisation tauschen Vertreter der Gesundheitsberufe aus über 180 Ländern ihr Wissen und ihre Erfahrungen aus. Ihr Bestreben zielt darauf ab, allen Menschen der Welt ein Gesundheitsniveau zu ermöglichen, das es ihnen erlaubt, ein sozial und wirtschaftlich produktives Leben zu führen (WHO-Euro, 2002).

Mit den WHO – Gesundheitskonferenzen wurden und werden Antworten auf die wachsenden Erwartungen an eine neue öffentliche Gesundheitsbewegung gesucht. Beginnend mit der Deklaration von Alma Ata (UdSSR) 1978, „Gesundheit für alle bis zum Jahr 2000", beschäftigen sich die in unregelmäßigen Abständen stattfindenden Konferenzen vorrangig mit Erfordernissen in den Industrieländern, darüber hinaus werden Probleme aller anderen Regionen erörtert. Die Alma Ata nachfolgenden Konferenzen beschäftigen sich in immer stärker werdendem Maße mit den Möglichkeiten der Gesundheitsförderung und dem Public Health – Ansatz. Die Ottawa – Charter zur Gesundheitsförderung betont die Bedeutung der Rahmenbedingungen unter denen Menschen leben, lernen und arbeiten. In diesem Zusammenhang wurde die Verlagerung der Betonung von „medizinischen Problemen der Gesundheit" hin zu „Menschen mit Gesundheitsproblemen in Settings" als künftige Praxis der Gesundheitsförderung geprägt (Barić, Conrad, 1999, WHO – Euro, 1986).

Die in der Ottawa Charter zur Gesundheitsförderung festgeschriebenen Strategien und Handlungsfelder der Gesundheitsförderung, erweitern den damals schon bekannten Ansatz der Verhältnisprävention (Franzkowiak, Sabo, 1998, Grossmann, Scala, 1994, WHO – Euro, 1986):

1. **Entwickeln einer gesundheitsförderlichen Gesamtpolitik**. Mit der Umorientierung von einer öffentlichen Gesundheitspolitik zu einer gesundheitsförderlichen Gesamtpolitik, wird die Bedeutung politischer Entscheidungen für die Gesundheit von Menschen in das Zentrum der Aufmerksamkeit gerückt. Obwohl die Gesundheit nicht Zentrale Aufgabe aller staatlichen und Regierungsgremien ist, wird mit

dieser Strategie gefordert, staatliche Entscheidungen auf ihre Gesundheitsrelevanz zu überprüfen mit dem Ziel so den Gesundheitszustand der Bevölkerung zu verbessern.

2. **Schaffung gesundheitsförderlicher Lebenswelten.** Die Schaffung gesundheitsförderlicher Lebenswelten ist Aufgabe aller Institutionen und Organisationen eines Staates. Bei dem Begriff *Lebenswelten'* werden neben der Umwelt und der Gemeinde bzw. Kommune, das gesamte physische und soziale Umfeld der Menschen betrachtet. Gesundheitsförderliche Lebenswelten werden durch politische Entscheidungen und durch Managemententscheidungen der Wirtschaft und öffentlicher Einrichtungen erreicht. Die Verantwortung dafür ist eine gesamtgesellschaftliche und liegt nicht in der Hand nur eines Sektors.

3. **Unterstützung gesundheitsbezogener Gemeinschaftsaktionen.** Neben Politik und Lebensumwelt wird hier die Bedeutung der Beteiligung Betroffener dokumentiert. Es wird das Ziel verfolgt, Bürger zu ermutigen, auf die Bedingungen ihrer Gesundheit Einfluss zu nehmen. Durch die Erweiterung der Kenntnis über Verflechtungen und Strukturen von Entscheidungsträgern, der Bedingungen, wie Gesundheit erreicht werden kann, hat Bürgerbeteiligung an sich einen gesundheitsfördernden Charakter. Ein weiteres Ziel ist, soziale Netzwerke zur gegenseitigen Hilfe und Unterstützung auszubauen. Aufgabe der Regierung im Sinne der Entwicklung einer gesundheitsförderlichen Gesamtpolitik ist rechtliche und politische Rahmenbedingungen zu schaffen, die eine aktive Bürgerbeteiligung ermöglichen (Hart, 2000).

4. **Persönliche Kompetenzen entwickeln.** Durch Gesundheitsförderung soll die Entwicklung von Persönlichkeit, sozialer Fähigkeiten, sozialer Kompetenzen und lebenspraktischer Fertigkeiten jedes Einzelnen unterstützt und gefördert werden. Durch Information und Gesundheitsbildung will sie den Menschen befähigen ihren Einfluss auf ihre eigene Gesundheit und ihre Lebenswelt zu vergrößern.

5. **Neuorientierung der Gesundheitsdienste.** Neben ihrer Hauptaufgabe, der Therapie von Krankheiten, müssen sich die Gesundheitsdienste stärker bei der Entwicklung von Gesundheitsförderung beteiligen. Durch die Akkumulation von Experten auf dem Sektor des Gesundheitswesens, stellt es eine nützliche Ressource dar. Die Politik hat die Aufgabe entsprechende rechtliche Rahmenbedingungen für das Gesundheitswesen zu schaffen, damit die Ressourcen dieses Sektors für die Gesundheit genutzt werden können.

2. Gesundheitsförderndes Setting.

Durch Gesundheitsförderung in Settings wurde Planern und Praktikern der Gesundheitsförderung ein konzeptioneller Rahmen geliefert, der es ermöglichte (Barić, Conrad, 1999):

2 Bei der Planung und Umsetzung von gesundheitsfördernden, gesundheitsbildenden Maßnahmen die Charakteristika und Potentiale eines Settings einzubeziehen, die regelmäßig größer sind als die einer Problempopulation.

3 Ein Setting in ein gesundheitsförderndes Setting zu überführen, das die Bedürfnisse seiner Mitglieder in Bezug auf den Gesundheitsgewinn widerspiegelt.

Nach Barić, Conrad (1999) operiert Gesundheitsförderung innerhalb eines gesundheitsfördernden Settings auf zwei Ebenen:

1. Der institutionellen Ebene, also der der Entscheidungsträger und direkt an der Gestaltung eines Settings beteiligten (das sind u.a. Mitarbeiter, Projektkoordinatoren, leitende Mitarbeiter, Aktionäre, Vorstände, Aufsichtsräte usw.).

2. Der Ebene der Konsumenten, also die der unmittelbaren Nutzer von Leistungen eines Settings sowie diejenigen, die unmittelbar von Entscheidungen dieses Settings betroffen sind (Kunden, Anwohner, Patienten, Kinder in Kindergärten usw.).

Obwohl der Settings – Ansatz der Gesundheitsförderung die alleinige Problemorientiertheit älterer Konzepte aufgegeben hat, kombinieren erfolgreiche Projekte den Settings - Ansatz mit der Problemorientierung. So hat ein Bewegungsprojekt in einem Kindergarten einerseits den problemorientierten Fokus Bewegung, andererseits das Setting Kindergarten als soziale Einheit, die sich für eine Intervention eignet (Grossmann, Scala, 1994).

2.1 Entwicklung eines gesundheitsfördernden Settings

Dass ein Setting nicht nur ein abgestecktes räumliches Gebiet ist, wurde bereits dargestellt. Es ist ein soziales System, das sich besonders gut für Interventionen eignet. Bei der Festlegung dieses Rahmens, steht der Koordinator vor der teilweise schwierigen Entscheidung, für die geplante Intervention geeignete Grenzen zu ziehen. Arbeiten im Rahmen des Settings – Ansatz bedeutet arbeiten in einer Organisation.

Soll über den Handlungsspielraum entschieden werden, dürfen die Grenzen des Settings (also des Interventionsraums) nicht zu eng gesteckt werden. Es muss entschieden werden, ob die gesamte Organisation (z.B. Kommune) oder nur eine Abteilung einbezogen werden soll und ob mit der Grenzziehung die Zielpopulation angemessen berücksichtigt wird (Assessment-[1], Strukturevaluation[2]). Bei Planung eines Projekts nach dem Settings – Ansatz z.B. in Kindergärten wären geplante Interventionen weniger wirkungsvoll, wenn nicht auch die Eltern in die Arbeit einbezogen werden würden. Andererseits kann die Einbeziehung eines Stadtteils in ein Projekt zur Bewegungsförderung in Kindergärten zwar das grundsätzlich wichtige Ziel haben, alle Bürger zu einer gesünderen Lebensweise zu befähigen, jedoch werden die dazu nötigen Maßnahmen schnell die vorhandenen Mittel des Projekts aufbrauchen. Im Rahmen der Prozessevaluation muss der Interventionsrahmen, also die Definition des Settings, ständig überprüft werden (Grossmann, Scala, 1994).

2.1.1 Phasen der Schaffung eines gesundheitsfördernden Settings

Ausgehend davon, dass ein Rahmen für ein Projekt, also ein Setting, festgelegt wurde, wird ein gesundheitsförderndes Setting nach Barić, Conrad (1999) in drei Phasen umgesetzt:

1. Grundlagenarbeit

2. Umsetzung auf der institutionellen Ebene (Siehe auch 2)

3. Umsetzung auf der ebene der Konsumenten.

Die Grundlagenarbeit wird von der Verwaltung und Leitung eines Settings durchgeführt. Sie trifft die Entscheidung, ob ein Setting zu einem gesundheitsfördernden Setting umgewandelt werden soll. Der Anreiz, ein Setting in ein gesundheitsförderndes

---

[1] Vor der Intervention in komplexe soziale Systeme, sollten möglichst alle Facetten dieses Systems bekannt sein. Das Fundament stellt ein Assessment dar. Auf ihm wird eine Intervention aufgebaut und es gibt die weiteren Elemente vor: Ziele, Strategien und Maßnahmen. Assessmentqualität enthält Parameter wie: Bedarf un Bedürfnis, theoretische Grundlagen und Erfahrungswerte aus anderen Projekten (Rockstuhl u.a., 2001).

[2] Aufgrund der Vielzahl beteiligter Akteure in Settings – Projekten, die zu losen Netzwerken zusammengeschlossen sind, müssen die Rahmenbedingungen für die künftigen Kooperationsstrukturen festgelegt werden. Das umfasst sowohl den formelle Rahmen, als auch Kommunikationskanäle und verfügbare Ressourcen personeller und materieller Natur (Trojan, 2001).

Setting umzuwandeln kann, muss aber nicht auf Initiative interner Kräfte des Settings kommen, vielversprechend ist auch, ein solches Engagement von externen Sachverständigen zu initiieren, die von der Leitung zur Lösung wahrgenommener Probleme im Setting bestellt wurden. In folgende Stadien kann die Phase der Grundlagenarbeit eingeteilt werden:

1. **Beratungen** betreffen die schon angesprochene Entscheidung der Settingsleitung, ein Setting in ein gesundheitsförderndes Setting umzuwandeln. Dazu muss die Settingleitung davon überzeugt werden (und anschließend auch sein), dass eine Umwandlung nötig, machbar und vielversprechend im Hinblick auf den Gesundheitsgewinn seiner Kunden, Konsumenten, Mitarbeiter ist und das Setting (die Organisation) einen finanziellen Nutzen davon hat.

2. **Basisarbeit** umfasst die Erfassung der zu lösenden Probleme. Daten über mögliche Gesundheitsprobleme werden über Fallstudien und anschließender Datenanalyse ermittelt.

3. Über **öffentliche Bekanntmachung** der Entscheidung der Leitung, werden Settingsmitglieder über die Entscheidung informiert (ebenso ist die Einbeziehung von Settingsmitgliedern bei der Entscheidungsfindung notwendig).

4. Mit der **Rekrutierung** geeigneter „Gesundheitsberater" wird die Grundlagenarbeit abgeschlossen und die Umsetzung eingeleitet.

Selten kann die Umwandlung in ein gesundheitsförderndes Setting aus einem Setting selbst heraus erfolgen. Bei der Erläuterung von Organisationen und Organisationsentwicklung wurde bereits darauf eingegangen, dass sich die meisten Organisationen aufgrund ihrer Profession nicht mit Gesundheit beschäftigen. Das Thematisieren von Gesundheit zum Nutzen der Organisation kann im Rahmen der Umsetzung auf der institutionellen Ebene durch die o.g. Berater[3] eingeleitet werden. Für die Phase der Umsetzung auf institutioneller Ebene sind folgende Stadien sinnvoll (ebd.):

1. Der Settingsleitung wird das geplante Programm und die mit ihm eingegangenen Verpflichtungen erläutert.

---

[3] Wenn in der folgenden Abhandlung von „Beratern" oder Gesundheitsberatern gesprochen wird, sind damit die im Rahmen eines Projekts eingesetzten sachverständigen Projektmitarbeiter gemeint. Zu Projektmanagement Siehe 2.2.

2. Im Stadium der **Rollenverteilung** sollen die Bedürfnisse der Settingsmitglieder festgestellt werden und die Rollen der Mitglieder einzurichtender Gesundheitszirkel werden verteilt. Weiterhin werden weitere Schritte chronologisch geplant und über Parameter der Qualitätsbewertung und Qualitätssicherung entschieden.

3. Im Rahmen eines **Workshops** für die Mitarbeiter kann eine Expertise über Einstellungen und Vorstellungen möglicher weiterer Umsetzungsschritte erfolgen. Das ist ein wichtiger Schritt im Rahmen der Beteiligung und Einbeziehung Betroffener.

Eigentliche Intervention im Sinne von Gesundheitsförderung findet in der dritten Phase, der Umsetzung auf der Ebene der Konsumenten statt. Im Rahmen der drei Stadien dieses Umsetzungsschritts: Aktionsplan, Umsetzung und Feedback sowie Evaluation, werden die in vorangegangenen Schritten vorgestellten Probleme bearbeitet und der Output evaluiert.

2.2 Bedeutung der Projektarbeit für den Settings – Ansatz der gesundheitsförderung

Für die Intervention in Organisationen und bei der Implementierung neuer Organisationsthemen haben sich Projekte bewährt, Projektmanagement ist ein immer häufiger verwendetes Instrument bei der Bewältigung neuer Probleme (Grossmann, Scala, 1994).

Warum Projekte Organisationen ändern können

Es wurde bereits herausgestellt, dass Organisationen je einen bestimmten Ausschnitt der Realität bearbeiten, für spezifische Probleme haben sich Professionen herausgebildet, die in Organisationen agieren. Über diese funktionale Differenzierung in gesellschaftliche Subsysteme werden Aufgaben bestimmter gesellschaftlicher Bereiche (das sind u.a. Politik, Ökonomie, Wissenschaft, Erziehung u.a.) bearbeitet. Trotz ihrer Abgrenzung gibt es eine Reihe von Bezugspunkten unter den Organisationen (Wilke, 1993). Organisationen nehmen jedoch nur den Ausschnitt der Wirklichkeit wahr, der für die Bearbeitung der spezifischen Probleme notwendig ist. Das bedeutet auch, dass Probleme, für die es keine Profession gibt, auch nur schwer organisiert werden und gesellschaftlich bearbeitet werden können. Oft werden solche Probleme von einzelnen Individuen oder auch von vielen Menschen als Problem wahrgenommen, nicht jedoch von relevanten Organisationen. Ein Beispiel sind Problemlagen und Aufgaben der Gesundheitsförderung, die von Interessengruppen oder einzelnen Experten bearbeitet werden, bis heute jedoch in Deutschland nicht in die gesellschaftliche Aufgabenhierarchie aufgenommen wurden (Grossmann, 1993). Werden, auch in diesem Zusammenhang, strategische Änderung bestehender Organisationen nötig und werden gewünscht, mit dem Ziel ein verändertes Aufgaben- und Problemspektrum zu bearbeiten, wird das als eine sich neu herausgebildete Rolle bezeichnet. Um die Organisationsstrategie zu verändern (also Elemente der Gesundheitsförderung in der Organisation zu etablieren), müssen sich entsprechende professionelle Rollen entwickeln. Eine professionelle Rolle braucht eine organisatorische Subeinheit in der Organisation um ihre Einstellungen und Normen an die Organisation zu übergeben, das gelingt mit der Planung von Programmen innerhalb der Organisation. Wird diese Rolle von der Organisation akzeptiert und trägt sie mit ihren Maßnahmen zur Lösung der vorhandenen Probleme bei, das heißt: Durch die Implementierung einer neuen Rolle in die Organisationen ergeben sich mehr Vorteile, kann die strategische Ausrichtung der Organisation so geändert werden, dass ein neues Problem dauerhaft sinnvoll bearbeitet werden kann (Grossmann, Scala, 1994). Der Prozess der sich besonders für die Implementierung einer neuen Rolle, im Sinne der Gesundheitsförderung, in die Organisationskultur/ -strategie eignet, ist die Projektarbeit.

Grundlagen Projekte

In der Praxis wird die Implementierung neuer Rollen in Organisationen erfolgreich mit der Einrichtung von Projektgruppen in oder zwischen Organisationen erreicht (neuen „organisatorischen Subeinheiten"). Projekte haben hier den Vorteil, dass sie zeitlich befristet sind, sich außerhalb der hierarchischen Struktur der Organisation selber bewegen und dass für die Zeit des Projekts eine bestimmte Anzahl interner und/ oder externer Experten ausschließlich mit der Bearbeitung eines spezifischen Problems beschäftigt sind. Im Rahmen von Gesundheitsförderung nach dem Settings – Ansatz und der Organisationsentwicklung sind Projekte Organisationsformen, die „... *komplexe, neuartige, bereichsübergreifende Aufgaben in einer Organisation oder auch zwischen mehreren Organisationen (...) bewältigen"* (Grossmann, 1993: 49). Zwei Funktionen können Projekte dadurch erfüllen (Grossmann, Scala, 1994):

1. Problemlösung

2. Entwicklung der Organisation.

Der Charakter eines Projekts ist, dass es innerhalb einer Organisation oder zwischen mehreren Organisationen eine eigenständige organisatorische Subeinheit darstellt. Es agiert außerhalb der hierarchischen Strukturen jedoch innerhalb der Organisation(s) -kooperationen. Dazu wird ein abgegrenzter Arbeits- und Aufgabenbereich sowie weitgehende Freiheiten was die Planung von Schritten angeht benötigt. In diese Entscheidungsfindung können (und sollten) Vertreter der Leitungsebene der Auftragsorganisation eingebunden werden, mit dem Ziel kooperative Entscheidungsprozesse zu managen, nicht hierarchischer Entscheidungsprozesse fortzusetzen. Die routinemäßige Einbeziehung von Vertretern der Auftraggeberorganisation ist auch deshalb notwendig, weil Veränderungen in Organisationen nur dauerhaft wirken, wenn die Organisation an den Veränderungen beteiligt ist. In solchen Projektgruppen werden Entscheidungen getroffen, die in den Organisationsablauf eingebaut werden. Die Ergebnisse, die diese Handlung hatte, sind auszuwerten, und in die weitere Planung einzubeziehen. Die ständige Evaluation der Maßnahmen und die darauf folgende Anpassung der Planungsschritte wird als zirkuläre Zielplanung bezeichnet (Grossmann, Scala, 1994).

Die Praxis einen Unternehmensberater mit einer organisatorischen Änderung zu beauftragen, die dann wortwörtlich in eine Organisation „eingebaut" wird, funktioniert in modernen Organisation mit flachen Hierarchien und „emanzipierten" Beschäftigten nicht mehr. Eine Änderung kann erfolgreich nur unter Respektierung der Autonomie des intervenierten Systems erreicht werden.

3. Projekte nach dem Settings – Ansatz der Gesundheitsförderungin Kindergärten.

Trotz eines weit entwickelten Sozialsystems in Deutschland und eines Erziehungssystems, das fast alle Kinder und Jugendlichen erreicht und das zusätzlich Kindern ein Recht auf Betreuung in Kindergärten einräumt, zeigen Forschungsergebnisse dennoch gravierende Gesundheitsprobleme bei Kindern. Im Rahmen einer Tagung der BZgA im Juni 2000 wurden folgende zentrale Gesundheitsprobleme im Kindesalter genannt (Pott, 2002):

1. Defizite in der motorischen Entwicklung, Koordinationsstörungen

2. Verzögerter Spracherwerb, Hörstörungen, Sehstörungen

3. Adipositas und problematisches Ernährungsverhalten

4. Konzentrationsstörungen, Verhaltensauffälligkeiten, Aggressivität

5. Unfälle

6. Vergleichsweise geringe Teilnahme an Früherkennungsuntersuchungen im Kindesalter

7. Nicht ausreichende Impfbereitschaft.

Aus den Gesundheitsprobleme im Kindesalter lassen sich Themenfelder für die Gesundheitsförderung im Kindesalter ableiten, sie machen deutlich, dass in verschiedenen Bereichen der Kinderbetreuung noch große Anstrengungen unternommen werden müssen. Die Verteilung von Gesundheitsproblemen ist jedoch nicht gleichverteilt auf alle Schichten und Herkunften der Kinder. Es gibt also Prädiktoren, die Rückschlüsse auf den Gesundheitszustand von Kindern zulassen.

3.1 Einflussfaktoren auf die Gesundheit von Kindern

Ob ein Kind gesund aufwächst oder Gesundheitsprobleme bekommen wird, hängt von verschiedenen Rahmenbedingungen, in denen das Kind lebt, ab. Unter diesem Punkt stelle ich für Kinder im Kindesalter wichtige Rahmenbedingungen zusammen:

1. Sozialer Status, von dem folgende die Gesundheit von Kindern beeinflussende Umstände abhängen: Wohnumfeld, Ernährung, Gesundheitsverhalten

2. Intrafamiliäre Bedingungen

3. Einflüsse aus dem außerfamiliären Umfeld (insbesondere Kindergarten).

3.1.1 Sozialer Status des Kindes.

Welch großen Einfluss die soziale Lage auf die Gesundheit von Kindern hat, zeigte die enorme Diskrepanz der Kindersterblichkeit zwischen Kindern der Arbeiterklasse und Kindern der privilegierten Schicht im 19. Jahrhundert. Auch heute zeigen Zahlen aus der Kinder- und Jugendgesundheitsberichterstattung erhebliche Unterschiede im Gesundheitszustand zwischen Kindern unterschiedlicher sozialer Schichten zu ungunsten von Kindern unterer sozialer Schichten, auch wenn das Vorsorgesystem gut funktioniert und für alle Bevölkerungsschichten eine ausreichende gesundheitliche Versorgung gesichert ist (u.a.: MfASGF Brandenburg, 1999, 2001). Schlack (1998) stellte Faktoren sozialer Benachteiligung heraus, die er in Kriterien der äußeren Lebensumstände (niedriger Sozialstatus, Armut, Unvollständigkeit der Familie, schlechte Wohnverhältnisse, Zugehörigkeit zu Minderheiten und Ausgrenzung und eingeschränkte Bildungschancen) und Kriterien der sozialen Interaktion (Unerwünschtheit des Kindes, Vernachlässigung, wenig oder einseitige Anregung, psychische Erkrankung der Bezugsperson, Gewalt in der Familie und Überforderung des Kindes) unterteilte. Folge des Einflusses dieser Kriterien sind verschiedene Gesundheitsprobleme und ein qualitativ anderes Inanspruchnahmeverhalten medizinischer Dienste durch sozial benachteiligter Kinder (Mersmann, 1998). Unterschiede sind ebenso bei der Säuglingssterblichkeit und in der Morbidität und Mortalität zu ungunsten sozial benachteiligter Kinder festzustellen (Mielck, 1998). In der Gruppe der sozial benachteiligten Kinder sind dabei Adipositas, Koordinationsstörungen der Grobmotorik, Störungen der Fein- und Visuomotorik und Sprach- und Verhaltensauffälligkeiten zu beobachten. Kinder dieser Gruppe nehmen seltener an Vorsorgeuntersuchungen im Rahmen der U – Untersuchungen teil und ihre Durchimpfungsrate bei den empfohlenen Schutzimpfungen ist geringer (Tetanus, Diphterie, Poliomyelitis, Masern, Röteln, Tuberkulose, Hepatitis B und Keuchhusten) (Mersmann, 1998).

Die gesundheitliche Lage von Kindern begründet sich jedoch nicht nur auf beschriebene Umgebungsbedingungen und Lebenswelten, gleichzeitig wirken gesundheitsrelevante Verhaltensweisen auf den Gesundheitszustand von Kindern. Problematisch in diesem Zusammenhang, ist die Schwierigkeit, oft als angenehm empfundene gefestigte gesundheitsschädliche Verhaltensweisen, zu ändern. Einflüsse des sozialen Umfelds von Kinder, also Familie und Kindergärten als familienbegleitende Einrichtungen, spielen als Modelle für kindliche Verhaltensweisen eine große Rolle (Troschke, 1989 zitiert in Palentien u.a., 1998). Zu relevanten Verhaltensweisen mit bedeutenden Auswirkungen auf den Gesundheitszustand von Kindern, in deren Folge nachhaltige Auswirkungen auf das Erwachsenenalter zu erwarten sind, gehören u.a. (Mellerowicz, Dürrwächter, 1985 zitiert in Palentien u.a., 1989):

1. Ernährung. Folgen von ernährungsfehlverhalten sind neben Herz- Kreislauferkrankungen, Diabetes mellitus und Hypertonie auch verschiedene Krebsarten, Übergewicht mit Auswirkungen auf das Skelettsystem und Erkrankungen des Verdauungsapparats.

2. Bewegung. Auf einem Mangel von Bewegung können verschiedene der sogenannten Zivilisationskrankheiten zurückgeführt werden.

3. Zahnhygiene.

Es zeigt sich teilweise recht deutlich, dass Kinder die unteren sozialen Schichten angehören, ein ungünstigeres Gesundheitsverhalten in den o.g. Bereichen zeigen (RKI, 2001)

3.1.2 Einflüsse der Familie

In der Familie werden maßgeblich gesundheitsrelevantes Verhalten, Einstellungen und Gesundheitskonzepte entwickelt und geprägt. Welche Kompetenzen die Kinder in der Familie erwerben können hängt vom Kriterien wie: Bildungsstand der Eltern (insbesondere der Mutter), Anwesenheit der Bezugsperson und Gesundheit und Gesundheitskonzepte der Eltern ab. Auch Faktoren wie Scheidung und daraus folgende Einelternschaft beeinflussen die Entwicklung von Kindern, lassen Rückschlüsse auf die soziale Lage und der sich aus ihr ergebenden Lebensbedingungen zu. Die Schwierigkeiten von Alleinerziehenden, die sich auf die Kinder auswirken sind besonders bei jungen Alleinerziehenden und zu Beginn der Einelternschaft besonders groß (Schneider, 2001). Zentrales Ziel der Entwicklung im Kindesalter unter dem Gesundheitsaspekt ist die Vermittlung von Gesundheitskompetenz, die ihrerseits Wissen, Motivation und handeln umfasst (BZgA, 2001).

Einflussfaktoren innerhalb der Familie sind (zusammengefasst in: Stadt Wien, 2000):

1. Art und Intensität der Beziehung und Bindung von Kindern und Elternteil(en)

2. Qualität der Interaktion zwischen Elternteil(en) und Kindern (Gleichgültigkeit, Verständnislosigkeit, Inkonsequenz aber auch Überbehütung und Überbesorgtheit der Eltern)

3. Erziehungsstil der Eltern (nach Bender und Lösel (1998), zitiert in Stadt Wien, 2000) erfüllt eine emotional positive, zugewandte und akzeptierende, angemessen fordernde und kontrollierende Erziehung eine grundlegende Funktion für eine psychisch gesunde Entwicklung von Kindern)

Als familienbegleitende Einrichtungen müssen Kindergärten mit den Familien zusammenarbeiten, Erzieherinnen sollten, aufgrund ihrer Ausbildung befähigt werden, rechtzeitig auf offensichtliche Entwicklungsdefizite zu reagieren, in gleicher Weise muss ein Netz von Hilfen geknüpft werden um den Kindern eine gelingende Entwicklung zu ermöglichen sowie die Kompetenzen der Eltern im Hinblick auf die Gesundheit ihrer Kinder zu erweitern.

3.1.3 Bedeutung des Kindergartens für die Gesundheit von Kindern.

An den Kindergarten werden heute sehr hohe Anforderungen gestellt. Kinder sollen in ihm eine allseitige Förderung der Persönlichkeitsentwicklung erfahren, soziale Benachteiligungen soll er ausgleichen, Entwicklungsunterschiede erkennen und entsprechende Maßnahmen einleiten und Partner und wenn nötig Berater von Eltern sein (Zimmer, 2002). Was jedoch steht dem gegenüber? Kommunen haben sich einen engen Finanzrahmen gesteckt, müssen sparen. Zuschüsse an frei- gemeinnützige Träger werden regelmäßig gekürzt bzw. sind teilweise schon einige Jahre nicht mehr erhöht worden. Die daraus folgenden Auswirkungen sind Personalmangel, Vergrößerung von Gruppen oder Verkürzung der Öffnungszeiten. Obwohl nach dem Gesetz, jedes Kind einen Rechtsanspruch auf Betreuung in einer Kindertageseinrichtung hat, sind bundesweit lange Wartezeiten auf einen Kindergartenplatz festzustellen. Trotzdem ist die Bereitschaft in keiner anderen pädagogischen Einrichtung, sich auf die ändernden Lebenssituationen einzustellen, so groß wie in Kindergärten. Eine weitere Ressource des Kindergartens ist ein relativ großer Handlungsspielraum bei der Gestaltung der Kinderbetreuung, es besteht kein Beurteilungszwang und leistungsbedingter Konkurrenzdruck wie in der Schule.

Das Aufgabenspektrum des Kindergartens wird in Zukunft noch erweitert, bedenkt man, dass Kinder bei Eintritt in den Kindergarten weniger sensomotorische Erfahrungen erworben haben, mehr Konzentrations- und Verhaltensauffälligkeiten deutlich werden und kommunikative Fähigkeiten der Kinder sinken, alles Symptome die u.a. auf die sich veränderten Lebensbedingungen zurückzuführen sind (ebd.). Auf diese veränderten Bedingungen muss sich der Kindergarten in Zukunft einstellen, dazu muss bei den Entscheidungsträgern ein Umdenken erfolgen.

Welche große Bedeutung der Kindergarten für gesundheitsfördernde Interventionen hat wird nach Pott (2002) deutlich weil:

1. Er einen schichtübergreifenden, pädagogisch orientierten Zugangsweg darstellt

2. Er eine zentrale familienergänzende Rolle hat

3. Sich im Rahmen der pädagogischen Arbeit mit Kindern gute Anknüpfungspunkte für den Einsatz gesundheitserzieherischer Aspekte in den Kindergartenalltag finden

4. Sich die pädagogische Aufgabe der Förderung der Entwicklung des Kindes zu eigenverantwortlichen, gemeinschaftsfähigen Persönlichkeiten gut mit konkreten Elementen der Gesundheitsförderung verbinden lässt

5. Der Kindergarten eine zentrale Schnittstelle zwischen professioneller pädagogischer Arbeit von entsprechend qualifizierten Fachkräften und der Erziehungsarbeit im häuslichen Umfeld darstellt und somit auch als mögliches Interventionsfeld auf die Eltern dienen kann.

Die Ausbildung der Erzieherinnen muss an diese komplexe Situation angepasst werden (Wissenschaftler sind sich einig, dass das Kindesalter ein für die Entwicklung eines Menschen fundamentale Periode ist), an Kindergärten darf nicht weiter gespart werden, eine Vernetzung von Kindergärten mit Bildungs- und wissenschaftlichen Einrichtung sollte gefördert werden und die Stellung des Kindergartens im Deutschen Bildungssystem gestärkt werden.

3.2 Projekte im Setting Kindergarten

Das Thema Gesundheitsförderung wurde mittlerweile von vielen Einrichtungen und Trägern von Kindergärten aufgegriffen und gestaltet. Berücksichtigt werden bei solchen Aktivitäten einige der unter 3. genannten Gesundheitsproblemen und Störungen. Diese Aktivitäten haben teilweise Projektcharakter, teilweise sind es einmalige Maßnahmen und Aktivitäten (Ernährung, Sinneserfahrung und Sinnesstrecken usw.). In diesem Zusammenhang stelle ich Projekte im Rahmen des Settings – Ansatzes in Kindergärten vor, die einerseits unter 3. genannte Gesundheitsprobleme berücksichtigen bzw. als Settings – Projekte auch das Umfeld des Kindergartens einbezogen.

3.2.1 Kinder in Bewegung – Ein Projekt in Kindergärten des Landkreises Schaumburg (Niedersachsen)

Im Landkreis Schaumburg (Niedersachsen) wurde von 1999 – 2001 das Modellprojekt „Bewegung als Motor kindlicher Entwicklung – eine kinderpolitische Maßnahme" durchgeführt. Es versteht sich als eine Weiterentwicklung der Kinder- und Jugendhilfe. Kooperationspartner für dieses Projekt waren der Gemeinde – Unfallversicherungsverband Hannover und die Landesunfallkasse Niedersachsen. Das Projekt wurde von der Universität Hannover, Fachbereich Erziehungswissenschaft/ Soziologie wissenschaftlich begleitet. Für das Projekt wurden die folgenden Ziele formuliert (Landkreis Schaumburg, 2001):

1. Verbesserung bei der Verknüpfung von Theorie und Praxis

2. Altersgerechte Beteiligung der Mädchen und Jungen bei der Umsetzung der Grundbedürfnisse und Grundrechte

3. Förderung der Persönlichkeitsentwicklung, der Selbst- und Sozialkompetenz

4. Verbesserung der quantitativen und qualitativen Bewegungsräume

5. Gesundheitsförderung im Sinne einer gesunden Persönlichkeit

6. Gewaltprävention zur Verminderung von Gewalt und Gewaltbereitschaft

7. Förderung der Zusammenarbeit durch bewusstes wohnortnahes Öffnen des Kindergartens.

Neben den Mitarbeitern der Kindergärten waren Kinder und Eltern an der Gestaltung beteiligt, thematische Schwerpunkte für das Projekt waren (ebd.):

1. Gesundheit

2. Bewegung

3. Ganzheitliches Lernen

4. Kooperation

5. Gewaltprävention

6. Partizipation.

Zur Prozess- und Ergebnisevaluation wurden Interviews mit zwölf Leiterinnen von Kindergärten und schriftliche standardisierte Befragung von 69 Erzieherinnen sowie von 725 Eltern durchgeführt. Einige Ergebnisse dieser Methoden (ebd.):

- Erziehung im Kindergarten erfolgt weniger theoriegeleitet, eher situationsbedingt, paradigmatisch und kindorientiert

- Es gibt kaum Männer im Kindergarten, mit denen sich Jungen und Mädchen identifizieren und auseinandersetzen können

- Probleme in der Praxis werden kaum bei den Kindern, eher im Mangel an Zeit und Räumen, bei den Eltern und der Schule gesehen usw.

3.2.2 Hüpfdötzchen – Kindergarten in Bewegung. Ein Projekt des Kreisgesundheitsamt Neuss

Vom Arbeitskreis „Prävention im Kindes- und Jugendalter" des Kreises Neuss wurde in einer Pilotphase von Oktober 1996 bis September 1997 ein Projekt für Kindergärten durchgeführt. Seit der Pilotphase wird dieses Projekt jährlich durchgeführt. Zielgruppe des Projekts waren Kinder, Eltern und Erzieherinnen. Auch bei diesem Settingprojekt war der Hauptinterventionsbereich Bewegung. Dazu wurden folgende Projektziele verfolgt:

1. Schaffung täglicher Bewegungsanlässe im Kindergartenalltag sowie im Elternhaus zur langfristigen Reduzierung von Koordinationsstörungen und motorischen Auffälligkeiten

2. Schaffung von Transparenz durch Fortbildungsangebote, Beratungen, praktische Hilfen und weiterführende Angebote, z.B. Bewegungswerkstatt im Kreis Neuss

3. Förderung der interinstitutionellen Kooperation

4. Orientierung an der Lebenswelt von Kindern unter Einbezug der Settings „Elternhaus" und „Kindergarten" im Sinne der Ottawa Charter zur Gesundheitsförderung

Das Projekt wurde von der Deutschen Sporthochschule wissenschaftlich begleitet. Im Ergebnis dieses Projekts konnte festgestellt werden, dass sich das Bewegungsverhalten der Kinder, die Sichtweise von Bewegung und Bewegungserziehung der Erzieherinnen verändert hat, sich die Fachkompetenz der Erzieherinnen erweitert hat und ein interinstitutionelles Netzwerk aufgebaut wurde (Präsentation des Projekts Hüpfdötzchen in BZgA, 2002).

3.2.3 Gesunde Kindertagestätte – erleben und gestalten. Ein Projekt der Landesvereinigung für Gesundheit Thüringen e.V.

Getragen von der Landesvereinigung für Gesundheit Thüringen e.V. (AGETHUR) wurde im Zeitraum von 1996 – 1997 das Projekt „Gesunde Kindertagesstätte – erleben und gestalten" durchgeführt. Zielstellung dieses Projekts war die Erweiterung von Kompetenzen und Wissen von Kindern um einen bewussteren Umgang der Kinder mit sich selbst und mit der Umwelt zu fördern. Gesundheitsförderung, die mit diesen Aspekten in engem Zusammenhang steht, sollte in den Lern- und Erlebnisraum von Kindertagesstätten integriert werden. In die Aktivitäten sollten sowohl die Settings Kindergarten, als auch Elternhaus einbeziehen und berücksichtigen. Durch interinstitutionelle Kooperation und Vernetzung sollten Ergebnisse und Erfolge des Projekts auf angrenzende Kindergärten und Schulen übertragen werden. Die Evaluation erfolgte intern durch die AGETHUR, sie brachte u.a. das folgende Ergebniss hervor:

1. 400 Kinder im Alter von 2 – 6 Jahren wurden mit Veranstaltungen in den neun am Projekt beteiligten Kindergärten erreicht.

Eine Befragung zur Ermittlung subjektiver Gesundheitskonzepte, geänderten Umwelt- und Gesundheitswissens zu verschiedenen Zeitpunkten dieses Projektes im Sinne von Prozess- und Ergebnisevaluation wurde nicht dokumentiert (Präsentation des Projekts „Gesunde Kindertagesstätte - erleben und gestalten" in BZgA, 2002).

3.2.4 Chancen für zukünftige Projekte im Rahmen des Settings – Ansatzes in Kindergärten.

Die hier vorgestellten Projekte in Kindergärten sind nur ein kleiner Ausschnitt dessen, was sonst noch in diesem Bereich für Gesundheitsförderung und Prävention getan wird. Weitere Projekte beschäftigen sich mit der Entwicklung von Konfliktfähigkeit und Übernahme sozialer Verantwortung bei Kinder und Jugendlichen (Sturzbecher u.a., 2000), Gewaltprävention (Caritas, Projektpräsentation in BZgA, 2002), Suchtvorbeugung (Landeszentrale für Gesundheitsförderung Rheinland Pfalz e.V., Projektpräsentation in BZgA, 2002) usw. Es wird also schon viel getan. Größtenteils sind die genannten Projekte von wissenschaftlichen Einrichtungen wissenschaftlich begleitet wurden und liefern gute Ergebnisse. Es wird damit deutlich, das Projekte im Rahmen des Settings - Ansatzes besonders im Setting Kindergarten eine gute Grundlage für eine gesunde Entwicklung von Kindern liefern und dass sie ihre Methoden und Maßnahmen schichtübergreifend, also sozialkompensatorisch, einsetzen.

Träger solcher Projekte sind sowohl Träger von Einrichtungen, Kommunen und Vereine der Arbeit mit Familien und Kindern, als auch explizit Institutionen der Gesundheitsförderung (Landesvereinigungen für Gesundheitsförderung). Vielfältige Kooperationen wurden eingegangen und Netzwerke auch institutionsübergreifend wurden gebildet.

Bisher wurden gesetzliche Krankenversicherungen jedoch wenig aktiv, obwohl der Gesetzgeber mit dem § 20 SGB V je Versicherten eine bestimmte Summe (derzeit € 2,56 pro Versicherten und Jahr) für Gesundheitsförderung und Prävention vorgesehen hat. Diese Summe wird von keiner der großen gesetzlichen Krankenversicherungen ausgegeben (Strotbek, 2002). Ein weiteres Problem stellten Einwände der Krankenkassen dar, wonach Leistungen bestimmter GKV'en im Rahmen des Settings – Ansatzes nicht mitgliederbezogen sind und ebenso anderen, dort nicht Versicherten zukommen. Überlegungen zur Bildung eines Pools zur Finanzierung von Settings – Projekten bekamen nun Unterstützung vom Bundesversicherungsamt, wonach das Bundesversicherungsamt bereit ist, zukünftig Mischfinanzierungen der GKV'en, die nicht mitgliederbezogen errechnet werden zu tolerieren, weil mitgliedskonforme Settingsgruppen nicht bestehen (ebd.). Für Planer und Koordinatoren von Projekten und engagierte Mitarbeiter in Kommunen und Institutionen der Kinderbetreuung eröffnen sich damit gute Chancen Mittel von den GKV'en für gesundheitsfördernde Projekte im Setting Kindergarten bewilligt zu bekommen.

4. Zusammenfassung

Nach 1985 wurden durch die WHO zunehmend Projekte im Settings - Ansatz durch-geführt. Gesunde Städte Projekte, Projekte wie Gesundheitsfördernde Schule, Ge-sundheitsförderndes Krankenhaus und Betrieb orientieren sich am Settings - Ansatz der Gesundheitsförderung. Für den Bereich Gesundheitsförderung wurde der Set-tings – Ansatz mit der Ottawa Charter der WHO (1986) eingeführt. Damit wurden Menschen nicht aufgrund ihrer Gesundheitsprobleme oder Risikofaktoren als Inter-ventionsgruppen für die Gesundheitsförderung oder Prävention gewählt, sondern es wurden Lebensräume, oder soziale Einheiten gewählt, die sich besonders für Inter-ventionen eignen. Diese sozialen Einheiten, Lebensräume, Settings stellen Orte dar, in denen sich Menschen meistens aufhalten, in denen sie leben, arbeiten, lernen, lieben und spielen. Der Definitionsrahmen eines solchen Settings kann dabei sehr weit gefasst werden und beinhaltet nicht nur die räumliche Grenzen. Wurde ein Be-trieb als Interventionsraum ausgewählt sollen in das Setting nicht nur Werksangehö-rige einbezogen werden. Vielmehr sind gesundheitsfördernde Interventionen in ei-nem Setting dann erfolgreich, wenn sie ein möglichst breites Spektrum der Lebens-welt eines Settingmitgliedes umfassen. Bei Werksangehörigen sollten dazu zumin-dest die Familien gehören sowie alle betriebsinternen und –externen Einrichtungen. Ziel ist für Projekte im Settings – Ansatz einen Rahmen zu wählen, der nicht so eng ist, dass er bedeutende Anteile von Lebenswelt ausspart, aber auch nicht so groß ist, dass sich eigentliche Settingsmitglieder nicht mehr angesprochen fühlen, weil es kei-ne Bezugspunkte zu Anteilen ihres Settings gibt.

Mit der Einführung der Projektarbeit in die Gesundheitsförderung, wurden neue Mög-lichkeiten eröffnet, die den Gesetzmäßigkeiten einer immer komplexer werdenden und sich differenzierenden (Organisations)Welt besser Rechnung tragen. Durch die rasanten Veränderungen der Lebensbedingungen treten verstärkt Probleme auf, die von den klassischen Organisationen nicht wahrgenommen werden, weil sie ihrem Leistungsspektrum nicht entsprechen. Für eine Vielzahl von Menschen können sie jedoch eine große Belastung darstellen. Mit Projekten wird ein Problem institutionali-siert, es bekommt einen eigenen organisatorischen Rahmen in einer Organisation bzw. zwischen Organisationen. Besonders die Thematik Gesundheit und Gesund-heitsförderung muss von wichtigen Organisationen, nicht nur dem Gesundheits- oder

Krankenversorgungswesen, aufgegriffen werden und in die Organisationsstrategie eingebaut werden. Erfolgreiche Projekte implementieren eine neue Rolle in Organisationen und verändern somit (idealer Weise) die Organisationsstrategie.

Wenn es darum geht, den Settings – Ansatz für Kindergärten zu thematisieren, ist es wichtig, die neuen, veränderten Gesundheitsprobleme von Kindern und deren kausalen Zusammenhänge, zumindest mit ihnen korrelierende Aspekte zu verdeutlichen. Offensichtlich wird die Kernfamilie nicht mehr allen Anforderungen, die in Bezug auf die Entwicklung von Kindern an sie gestellt werden gerecht. Besonders deutlich wird das bei Kindern unterer sozialer Schichten, Kindern junger Alleinerziehender und zu Beginn der Einelternschaft. Auf diese Probleme soll der Kindergarten eingehen, er soll zur Förderung der Persönlichkeitsentwicklung beitragen, soziale Benachteiligungen ausgleichen, Entwicklungsunterschiede erkennen und entsprechende Maßnahmen einleiten, Partner und wenn nötig Berater von Eltern sein. Dieses neue erweiterte Spektrum verlangt, den Kindergarten stärker in den Mittelpunkt derzeitiger Diskussionen, sei es bei Gesundheitszustand, Gesundheitsförderung oder bei der aktuellen Bildungsdebatte zu stellen. Es verlangt weiterhin bestehende Strukturen und Kooperationen zu erhalten und zu unterstützen, Ergebnisse bereits erfolgreich durchgeführter Projekte stärker auf die Landschaft der Kindergärten zu übertragen und die Aktivitäten der Gesundheitsförderung in Kindergärten, auch mit neuen Partnern wie z.B. den gesetzlichen Krankenversicherungen zu verstärken und vorhandene bereitgestellte Mittel zu nutzen, vor allem meine ich damit Mittel, die nach § 20 SGB V für Gesundheitsförderung und Prävention vorgesehen sind.

Literatur.

Barić, L., Conrad, G. (1999): Gesundheitsförderung in Settings. Konzept, Methodik und Rechenschaftspflichtigkeit zur Anwendung des Settingsansatzes der Gesundheitsförderung. Gamburg: Verlag für Gesundheitsförderung G. Conrad

Brösskamp – Stone, U., Kickbusch, I., Walter, U. (1998): Gesundheitsförderung. In: Schwartz, F.W., Badura, B., Leidl, R., Raspe, H., Siegrist, J. [Hrsg.]: Das Public Health – Buch. Gesundheit und Gesundheitswesen. München u.a.: Urban & Schwarzenberg

Bundeszentrale für gesundheitliche Aufklärung (BzgA) [Hrsg.] (2002): „Früh übt sich...“ Gesundheitsförderung im Kindergarten. Köln

Bundeszentrale für gesundheitliche Aufklärung (BzgA) [Hrsg.]: Gesundheitsförderung im Kindergarten. Konzepte 3. Köln

Franzkowiak, P., Sabo, P. [Hrsg.] (1998): Dokumente der Gesundheitsförderung. Mainz: Verlag Peter Sabo

Grossmann, R. (1993): Gesundheitsförderung durch Organisationsentwicklung – Organisationsentwicklung durch Projektmanagement. In: Pelikan, J. M., Demmer, H., Hurrelmann, K. [Hrsg.]: Gesundheitsförderung durch Organisationsentwicklung. Konzepte, Strategien und Projekte für Betriebe, Krankenhäuser und Schulen. Weinheim: Juventa

Grossmann, R., Scala, K. (1994): Gesundheit durch Projekte fördern.Ein Konzept zur Gesundheitsförderung durch Organisationsentwicklung. Weinheim: Juventa

Grossmann, R., Scala, K. (1999): Settings – Ansatz in der Gesundheitsförderung. In: Bundeszentrale für gesundheitliche Aufklärung (BzgA) [Hrsg.]: Leitbegriffe der Gesundheitsförderung. Glossar zu Konzepten, Strategien und Methoden der Gesundheitsförderung. Schwabenheim a. d. Selz: Peter Sabo

Hart, D. (2000): Bürgerbeteiligung: Zum Konzept und seinen rechtlichen Rahmenbedingungen. In: Bundeszentrale für gesundheitliche Aufklärung (BzgA) [Hrsg.]: Bürgerbeteiligung im Gesundheitswesen – Eine länderübergreifende Herausforderung. Forschung und Praxis der Gesundheitsförderung Band 10. Köln

Landkreis Schaumburg (2001): Kinder in Bewegung. Schaumburg

Luhmann, N. (1984): Soziale Systeme. Grundriß einer allgemeinen Theorie. Frankfurt u.a. Suhrkamp

Mersmann, H. (1998): Gesundheit von Schulanfängern – Auswirkungen sozialer Benachteiligungen. In: Bundeszentrale für gesundheitliche Aufklärung (BzgA) [Hrsg.]: Gesundheit von Kindern – Epidemiologische Grundlagen. Forschung und Praxis der Gesundheitsförderung Band 3. Köln

Mielck, A. (1998): Armut und Gesundheit bei Kindern und Jugendlichen: Ergebnisse der sozial - epidemiologischen Forschung in Deutschland. In: Klocke, A., Hurrelmann, K. [Hrsg.]: Kinder und Jugendliche in Armut. Umfang, Auswirkungen und Konsequenzen. Opladen: Westdeutscher Verlag

Ministerium für Arbeit, Soziales, Gesundheit und Frauen Brandenburg (MfASGF Brandenburg) (1999): Einschüler in Brandenburg. Soziale Lage und Gesundheit 1999. Potsdam

Ministerium für Arbeit, Soziales, Gesundheit und Frauen Brandenburg (MfASGF Brandenburg) (2001): Soziale Lage und Gesundheit von jungen Menschen im Land Brandenburg. Potsdam

Palentien, C., Settertobulte, W., Hurrelmann, K. (1998): Gesundheitsstatus und Gesundheitsverhalten von Kindern als Grundlage der Prävention. In: Bundeszentrale für gesundheitliche Aufklärung (BzgA) [Hrsg.]: Gesundheit von Kindern – Epidemiologische Grundlagen. Forschung und Praxis der Gesundheitsförderung Band 3. Köln

Pott, E. (2002): Zentrale Gesundheitsprobleme im Kindesalter und Entwicklung von Interventionsstrategien. In: Bundeszentrale für gesundheitliche Aufklärung (BzgA) [Hrsg.]: „Früh übt sich...“ Gesundheitsförderung im Kindergarten. Impulse, Aspekte und Praxismodelle. Forschung und Praxis der Gesundheitsförderung Band 16. Köln

Robbins, S. P. (1990): Organization Theory: Structure, Design and Applications. 3rd Edn. London: Prentice Hall International

Robert Koch Institut (RKI) (2001): Armut bei Kindern und Jugendlichen 03/01. Berlin

Ruckstuhl, B., Kolip, P., Gutzwiller, F. (2001): Qualitätsparameter in der Prävention. In: Bundeszentrale für gesundheitliche Aufklärung (BzgA) [Hrsg.]: Qualitätsmanagement in Gesundheitsförderung und Prävention. Grundsätze, Methoden und Anforderungen. Forschung und Praxis der Gesundheitsförderung Band 15. Köln

Schlack, H. G. (1998): Lebenswelten von Kindern als Determinanten von Gesundheit und Entwicklung. In.: Bundeszentrale für gesundheitliche Aufklärung (BzgA) [Hrsg.]: Gesundheit von Kindern – Epidemiologische Grundlagen. Forschung und Praxis der Gesundheitsförderung Band 3. Köln

Schneider, N. F. (2001): Allein erziehen - Vielfalt und Dynamik einer Lebensform. In: Theorie und Praxis der sozialen Arbeit. 2001; 52 (4): 123-128

Stadt Wien Dezernat II Gesundheitsplanung (2000): Wiener Kindergesundheitsbericht 2000. Wien

Strotbek, J. (2002): Erst ein Drittel der Krankenkassen – Mittel. In: Info Dienst Gesundheit Berlin e.V. Landesarbeitsgemeinschaft für Gesundheitsförderung. 2002, 2: 4

Sturzbecher, D., Langner, W., Waltz, C. (2000): Wie viel Autonomie besitzen Kinder? Ein Vergleich der Perspektiven von Kindern und ihren Erziehungspersonen. In: Krappmann, L., Kuhn, H. P., Uhlendorff, H. [Hrsg.]: Sozialisation zur Mitbürgerlichkeit. Opladen: Leske und Budrich

Trojan, A., (2001): Qualitätsentwicklung in der Gesundheitsförderung. In: Bundeszentrale für gesundheitliche Aufklärung (BzgA) [Hrsg.]: Qualitätsmanagement in Gesundheitsförderung und Prävention. Grundsätze, Methoden und Anforderungen. Forschung und Praxis der Gesundheitsförderung Band 15. Köln

Willke, H. (1993): Systemtheorie entwickelter Gesellschaften: Dynamik und Riskanz moderner gesellschaftlicher Selbstorganisation. 2. Aufl. Weinheim: Juventa

World Health Organization – Regionalbüro für Europa (WHO-Euro) (1986): Ottawa Charter for Health Promotion. In:
http://www.euro.who.int/AboutWHO/Policy/20010827_2

World Health Organization – Regionalbüro für Europa (WHO-Euro) (2002): Die WHO/ Europa. In: http://www.euro.who.int/AboutWHO/About/20010825_3

World Health Organization (WHO) (1997): Review and Evaluation of Health Promotion Materials for the 4th International Conference on Health Promotion, Jakarta, July 1997. Geneva

Zimmer, R. (2002): Kindergarten als Setting der Gesundheitsförderung. In: Bundeszentrale für gesundheitliche Aufklärung (BzgA) [Hrsg.]: „Früh übt sich...“ Gesundheitsförderung im Kindergarten. Impulse, Aspekte und Praxismodelle. Forschung und Praxis der Gesundheitsförderung Band 16. Köln